AF601186

L'EAU AMÈRE

DE FRIEDRICHSHALL.

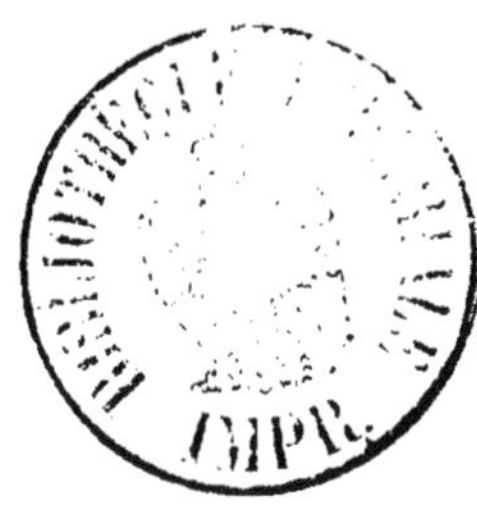

PAR

LE Dr. EISENMANN.

„Le chlorure de Sodium, le chlorure de Magnésium et le bromure de magnesium placent l'eau amère de Friedrichshall au rang des plus efficaces de l'Europe, et je regarde la possession de cette source comme un véritable trésor, dont la haute valeur doit être reconnue par tous ceux qui en ont éprouvé les effets salutaires et bienfaisants."
Dr. J. v. Liebig.

WURZBOURG.
V. J. STAHEL, LIBRAIRE-ÉDITEUR.
1855.

I. Notice historique et topographique de la source de Friedrichshall.

Dans le duché de Saxe-Meiningen, à 5 lieues d'Hildburghausen et à 4 lieues de Cobourg, dans la riante vallée de la Greck, on voit jaillir des sources d'eaux minérales, qui depuis quelques années ont attiré l'attention du public et surtout celle des médecins en ce qu'elles fournissent cette eau si renommée et si répandue sous le nom d'Eau amère de Friedrichshall. L'excavation de la vallée repose sur un terrain de couches secondaires formées par des strates plus ou moins nuancées ou plus ou moins durcies de marne, d'argile, de grès et de gypse. Ces couches alternent continuellement à une profondeur jusqu' à présent indéterminée; du moins la forure faite en 1825 par Mr. Glenk, laquelle descendait jusqu' à 800 pieds, n'a pas outrepassé cette alternation. Au nord et au nordouest, ces couches secondaires sont traversées par des masses plus ou moins considérables de basalte; et particulièrement le Festungsberg (la montagne du manoir) de Heldbourg, sur le dos de la montagne qui ferme la vallée de la Greck vers l'orient, est toute de basalte. Dans la vallée qui est fermée au ouest et à l'est par des lignes parallèles des montagnes on trouve aussi beaucoup de gypse, tandisque que de l'autre côté des deux lignes de montagnes, c'est-à-dire hors la vallée de la Greck paraît le carbonate de chaux en forme de spath calcaire. Mais ce qui mérite une attention particulière, c'est le carbonate de chaux et de magnésie ou la dolomite qui se trouve sur le dos occidental de la montagne et qui s'étend jusqu' à Cobourg et à Hildburghausen, mais, seulement sur une certaine élévation, comme par exemple sur le sommet du Festungsberg de Cobourg. Ces circonstances autorisent à croire que ce carbonate de chaux et de magnésie participe à la formation de la source de Friedrichshall, et comme la hauteur de son apparition indique en même temps la profondeur de la couche de la dolomite, on peut deviner aproximativement les lieux où se forment les sels amers. Les eaux de Friedrichshall, telles qu'elles coulent de leurs sources, sont vraisemblement un mélange 1⁰ d'eau salée jaillisant d'une profondeur inconnue; 2⁰ d'une solution de chloro-magnésium et de magnésie sulfatée qui, dans une couche plus élevée, se mèle avec l'eau salée; et 3⁰ d'eau douce ou naturelle qui suintent ou pénètrent à plusieurs endroits.

La source de Friedrichshall servit de temps immémorial à la production du sel de cuisine. En 1158 cette saline fut donnée en fief, suivant la chronique du temps, au monastère de Langheim par l'évêque Eberhardt de Bamberg; mais déjà dans ce temps là il fut impossible d'indiquer l'époque de sa première exploitation. Dans ce temps là l'eau salée paraît avoir été très concentrée, et la saunerie fut exploitée avec beaucoup d'activité pendant quelques siècles jusqu' en 1425 où la saline fut détruite par les Hussites au point que dans la suite on ne put plus en retrouver l'ancien puits. La source resta donc inculte pendant près de trois siècles, lors qu'en 1714 un certain Heydenblut d'Hildburghausen creusa à divers endroits de nouveaux puits et fit de nouvelles essais de forage. Malheureusement les efforts de cet homme entreprenant n'eurent point de succès: il sacrifia sa fortune sans atteindre son but; car malgré qu'il trouvât partout une source plus ou moins forte d'eau salée, il ne réussit pas à empêcher les eaux douces qui venaieut toujours gâter la source salée. Ses successeurs ne furent pas plus heureux dans leurs travaux, et même Mr. Glenk abandonna en 1825 un puits qu'il avait creusé jusqu' à une profondeur de 800 pieds; il est vrai cependant que dans ses autres essais de forage il avait obtenu de meilleurs résultats, qu'il voulut exploiter.

Dans le siècle passé les sels médicinaux qui se trouvaient abondamment dans les eaux du puits creusé par Heydenblut excitèrent l'attention des médecins et du gouvernement; on se mit à l'exploiter, et dès la seconde moitié du siècle passé le professeur Délius vanta le sel de Glauber qu'on obtenait de cette source. Ce ne fut cependant qu'au commencement de notre siècle que, suivant le conseil du professeur Pickel de Würzbourg, on exploita la source d'une manière à pouvoir fournir annuellement 600 à 800 quintaux de sel de Glauber, 300 à 350 quintaux de sel amer, et seulement 400 à 500 quintaux de sel commun. Mais bientôt la saunerie fut de plus en plus négligée, et la conduite de l'exploitation fut confiée à des aides de saunier. Enfin une nouvelle ère s'ouvrit dans l'historie de cette source: en 1838, le célèbre chimiste Creutzburg fut chargé par le gouvernement de Meiningen d'en faire l'analyse; elle fut publiée dans le „Journal de chimie pratique d'Erdmann" de la même année, et environ ce temps-là, la saline fut dabord baillie à ferme et bientôt après vendue à Mr. Charles Oppel, économe intelligent du pays. L'analyse de Mr. Creutzburg, jointe au changement de propriété de la source n'eut cependant d'heureux succès qu'autant que d'une part le Dr. Bartenstein d'Hildburghausen, conduit par cette analyse, conçut l'idée, il est vrai, assez attenante, mais jusqu' alors toute nouvelle, savoir, d'éxploîter cette source comme source d'eau minérale; et que d'autre part, Mr. Oppel, doué d'un ésprit entreprenant et d'une rare persévérance, était l'homme à réaliser les idées de Mr. Bartenstein. Ces deux hommes s'unirent donc aussitôt pour l'exploitation et la propagation de l'eau de Friedrichshall; et dès ce moment Mr. Bartenstein développa une activité et une habileté dignes des plus beaux succès. Il envoya cette eau à un grand nombre de médecins de sa connaissance de près et de loin en les priant de la soumettre à une épreuve médicinale exacte et soignée. De plus, il engagea Mr. Creutzburg en 1843, Mr. de Liebig en 1846, et Mr. Bauer en 1847 à en faire des nouvelles analyses. Enfin, faisant le sacrifice de sa pratique médicale, il entreprit de longs et de fréquents voyages en Allemagne et à l'étranger dans le but de recommander personnellement aux médecins de tous les pays le remède puissant qu'il venait de découvrir. Dans l'espace de huit ans, espace relativement très court, le débit de l'eau amère de Friedrichshall se montait à 300,000 cruches par an; elle était fortement demandée non seulement en Allemagne, mais aussi en Suisse, en France, en Belgique, en Hollande, en Angleterre, en Danemark, en Pologne, en Russie, en Hongrie, en Italie; on en fit même des envois en Grèce, en Sicile et en Amerique. Mais, hélas! Mr. Bartenstein ne dut pas jouir des fruits de sa création: de retour d'un voyage en France, il eut un accès d'apoplexie auquel il succomba le 13 avril 1854. Il eut cependant la consolation d'avoir réalisé et assuré une idée qui lui était devenue chère, et jusqu'au dernier moment de sa vie, il s'occupa des moyens ultérieurs pour assurer la prospérité de sa création.

L'établissement fondé par le Dr. Bartenstein pour l'exploitation de l'eau amère exerce aussi une influence remarquable sur les classes ouvrières des environs, en ce qu'une foule d'hommes sont occupés à la filtration, au remplissage et à l'emballage de l'eau, à la fabrication des cruches et des caisses d'expedition, au transport de l'eau aux embarcadères des chemins de fer, et à l'administration mercantile de l'établissement. Malgré tout cela, le gouvernement de Meiningen n'a jamais daigné reconnaître, par quelque mention honorable, le mérite de cet homme.

Voici encore la liste des écrits publiés sur l'eau amère de Friedrichshall:

F. A. Senff: Die Saline Friedrichshall in den herzogl. Sächsisch-Hildburghausischen Landen, enthaltend eine Nachricht von der Wiederaufnahme dieses technologisch merkwürdigen Werkes 1820.

(La Saline de Friedrichshall dans le duché de Saxe-Hildburghausen, avec une notice sur le rétablissement de cette saunerie si remarquable sous le rapport technologique par *F. A. Senff.*

Ch Creutzburg: Chemische Untersuchung des Solenwassers der Saline Friedrichshall im Herzogthum Sachsen-Meiningen. Erdmann's Journal für practische Chemie, Band XIII., Heft 6., Leipzig 1838. (Examen chymique de l'eau de la saline de Friedrichshall dans le duché de Saxe-Meiningen par *Ch. Creutzburg.)*

Justus Liebig: Analyse des Bitterwassers zu Friedrichshall bei Hildburghausen im Herzogthum Sachsen-Meiningen aus den Annalen der Chemie und Pharmacie, Band 63., besonders abgedruckt, Giessen 1847. (Analyse de l'eau amère de Friedrichshall près d'Hildburghausen dans le duché de Saxe-Meiningen par *J. Liebig*, tirée des Annales de Chymie et de Pharmacie, 63. vol. Giessen 1847.)

Dr. Bartenstein: Das Friedrichshaller Bitterwasser, seine Anwendung und Wirkung. (Separat-Abdruck aus der allgemeinen medicinishen Central-Zeitung 1846. Nro. 74 und 75) Nordhausen, A. Büchting 1846. (L'eau amère de Friedrichshall, son emploi et ses effets, par le *Dr. Bartenstein*, réimpression tirée de la Gazette centrale de médecine, 1846, Nr 74 und 75, Nordhausen chez A. Buchting 1846)

Dr. Eisenmann: Das Friedrichshaller Bitterwasser, dessen Bestandtheile, Wirkung und Gebrauch. Erlangen bei Ferd. Enke, 1847. (L'Eau amère de Friedrichshall, ses éléments, ses effets et son emploi par le *Dr. Eisenmann.* Erlangen chez Ferd. Enke 1847.)

Das Friedrichshaller Bitterwasser, seine Wirkungen und Heilkräfte. Eine Unterweisung zu seinem Gebrauche für das nichtärztliche Publikum. Hildburghausen in Commission der Kesselring'schen Hofbuchhandlung 1848. (L'eau amère de Friedrichshall, ses effets, et ses vertus thérapeutiques Instruction populaire pour l'usage de cette eau. Hildburghausen, en commission de la librairie de la cour 1848.)

Le même. 2. édit revue et corrigée.

St.: Das Friedrichshaller Bitterwasser, Beilage zu Nr. 166 des Reichs-Anzeigers der Deutschen 1849. Auch besonders abgedruckt. 8 Seiten in 8⁰. L'eau de Friedrichshall. Notice inserrée dans le Reichsanzeiger de 1849, et aussi imprimée separement.)

Stumpf: Zur Kenntnissnahme des Friedrichshaller Bitterwassers etc. Medicinische Zeitung des Vereins für Heilkunde in Preussen vom 12. Dec. 1849. Nr. 50. Auch besonders abgedrucht auf 4 Seiten in 8⁰. L'eau amère de Friedrichshall. Notice inserrée dans le Nr. 50 de la Gazette médicale publiée par la reunion med. de la Prusse, par *Stumpf*. Imprimée aussi separement sur 4 pages in 8⁰.)

Speier, Oberstabsarzt in Cassel: Erfahrungen über die Wirksamkeit des Bitterwassers. Deutsche Klinik 1851. Nr. 17. (Expériences sur les effets de l'eau amère de Friedrichshall, par *Mr. Speier,* médecin en chef à Cassel.)

Quelques mots sur les effets thérapeutiques de l'eau amère de Friedrichshall par le *Dr. Schönfeld.* Charleroy, Daubresse-Steigner 1851.

Dr. J. Weber à Halle: Das Friedrichshaller Bitterwasser. Aus der „deutschen Klinik" 1852, Nr. 30., besonders abgedruckt. (L'eau amère de Friedrichshall par le *Dr. J. Weber* à Halle. Nr. 30 de la „Clinique allemande" de 1852. Imprimé aussi separément.)

II. Propriétés physiques et chymiques de l'eau amère de Friedrichshall.

L'eau amère de Friedrichshall sort de deux puits éloignés à peu près de trois cents pas l'un de l'autre. Les éléments denses dans les deux sources ont les mêmes rapports entre eux, mais ils se trouvent dans un rapport différent avec l'eau: C'est que le puits supérieur fournit une eau amère tellement concentrée qu'il est impossible de la boire toute pure, tandis que l'eau du puits inférieur contient relativement si peu de sels que, malgré qu'elle soit encore très efficace, comme nous l'allons démontrer tout-à-l'heure, on ne l'expédie que sur commande spéciale, parce que les acheteurs seraient obligés de payer relativement cher une eau qu'ils peuvent avoir justement pour la moitié du prix en délayant l'eau amère ordinaire de Friedrichshall avec de l'eau douce.

L'eau amère ordinaire de Friedrichshall est un mélange de ces deux puits; ce mélange est trouvé par des observations et des expériences réiterées; il est determiné par son poids specifique, et il est par consequente toujours le même. Cette eau est claire et limpìde; seulement en plus grand volume elle est nuancée de jaune. Elle est inodore, mais elle a un goût salé est amarescent comme celui des eaux amères de la Bohême, mais moins apre et moins désagréable. Il n'y a qu'un très petit nombre, de personnes qui ont un dégout décidé contre cette eau. Dans les cruches bouchonnées elle se conserve pendant plusieurs années sans s'altérer le moins possible, et d'après les observations, qu'on a faites à ce sujet, il est avéré qu'elle se conserve jusqu'à sept ans et au delà. Sa pesenteur specifique est 1022. Quant à sa composition, voici les diverses analyses qu'on en a faites:

1°. Selon l'analyse faite en 1843 par Mr. Creutzburg une livre ordinaire ou de 16 onces contient:

Sulfate de soude . . . , . . . , . .	65,956 grains.
Sulfate de magnesie	35,522 „
Sulfate de chaux	1,859 „
Carbonate de chaux	2,470 „
Carbonate de magnésie	0,745 „
Carbonate de manganèse	0,023 „
Hydrochlorate de magnésie	0,041 „
Hydrochlorate de soude	69,899 „
Hydrochorate de potassé	0,861 „
Hydrochlorate de magnésie	37,634 „
Hydrochlorate d'alumine	0,637 „
Hydrobromate de magnésie	indications
Hydriodate de soude	0,078 grains.
Des apocrénates	0,716 „
Terre Silicé	0,652 „
Matière organique	0,350 „
	217,443 grains.

2°. Selon l'analyse faite par Mr. de Liebig en 1847 seize onzes d'eau amère contiennent:

Sulfate de soude (en sel double) . . .	46,510 grains.
Sulfate de potasse	1,523 „
Sulfate de magnésie (sel double) . . .	39,553 „
Sulfate de chaux	10,341 „
Carbonate de chaux	0,113 „
Carbonate de magnésie	3,092 „
Chlorure de sodium	61,102 „
Chlorure de magnésium	30,252 „
Bromure de magnésium	0,875 „
Silice	indications
Matière organique	indications
	194,261 grains.

De plus 5,322 pouces carrés d'acide carbonique.

3°. D'après l'analyse faite par Mr. Bauer de Berlin, seize onces de cette eau contiennent:

Sulfate de soude	41,730258 grains.
Sulfate de potasse	0,017876 „
Sulfate de magnésie	39,553000 „
Sulfate de chaux	11,237177 „
Carbonate de chaux	0,113000 „
Carbonate de magnésie	4,532432 „
Chlorure de sodium	67,367990 „
Chlorure d'ammonium	0,065100 „
Chlorure de magnésium	31,080902 „
Chlorure d'aluminium	0,067649 „
Bromure de magnésium	0,021492 „
Silice	0,207400 „
Acide apocrenique	indications
	195,994276 grains.

La différence du chiffre des sels chloriques qui existe entre l'analyse de Mr. Creutzburg et celles de MM. de Liebig et Bauer, provient de ce que Mr. Creutzburg les a supputés comme hydrochlorates, tandis que Mr. de Liebig et Mr. Bauer les rangent parmi les chlorures métalliques.

En sortant de la source, l'eau amère de Friedrichshall renferme aussi un peu de fer, qui se perd ainsi que le fer de l'eau du Kreuzbrunn à Marienbad, quand on l'expedie dans des cruches d'argile. Cependant Mr. Kastner a encore trouvé du fer dissous dans l'eau amére expédiée. Par des expériences physiques et chymiques souvent réitérées, ce même chymiste a obtenu la conviction que l'acide carbonique est intimement lié aux autres parties constitutives de cette eau, et il regarde tous les éléments indiqués dans les analyses y compris le fer, comme un sel unique. Nous n'examinerons pas les raisons sur lesquelles cette assertion est fondée; mais ce qui necessaire d'observer, c'est que l'eau amère de Friedrichshall comme remède doit être considérée dans son intégrité, et nous nous abstiendrons de tirer de ses éléments particuliers des consequences théorétiques sur les effets thérapeutiques de l'eau, vu que l'effet de l'un des éléments pourrait bien être modifiée par la présence de l'autre. Dailleurs nous croyons que toute eau minerale doit être considérée et apreciée dans son intégrité, et que la composition artificielle de ses parties constitutives n'est pas identique avec l'eau minerale naturelle. Mr. Wetzler, membre d'un conseil de santé, a comparé les effets des éléments de l'eau du Pulna, et les effets de l'eau de Pulna artificielle, et ensuite ceux de l'eau de Pulna naturelle, ce qui a donné une grande différence d'effets. Jusqu'à présent on n'a pas encore fait de telles expériences avec les éléments de l'eau amère de Friedrichshall; cependant nous sommes fondé à croire que ces éléments artificiellement composés ne sauraient remplacer cette eau.

III. Effets physiologiques *) de l'eau amère de Friedrichshall.

L'eau amère avalée agit premièrement sur la membraire muqueuse de l'estomac, et ensuite sur les organes plus éloignés, et l'on pourrait distinguer une action locale et une action générale de cette eau; mais comme une action locale, par exemple sur la peau extérieure, ne se manifeste que lorsque l'eau reste pendant quelque temps en contact avec elle, et l'eau amère étant bien vîte résorbée dans l'estomac, l'action locale de l'eau sur la membrane muqueuse d'un estomac sain est quasi nulle.**) Ce qui prouve que l'action locale sur la membrane muqueuse de l'estomac ne saurait être décisive, c'est que cette eau agit à peu-près de la même manière, soit qu'elle soit bu toute pure, c'est-à-dire, dans son état ordinaire de concentration, soit qu'on la boive délayée, pourvu que l'on en avale la somme égale de ses éléments constitutifs. Nous admettons donc que l'action de cette eau amère, prise dans son état ordinaire de concentration et en des doses modérées, n'est jamais exclusivement locale, mais que cette eau est résorbée, qu'elle circule avec le sang

*) Ce que beaucoup de médecins appellent effets physiologiques des remèdes, n'en sont, proprement dit, que ses effets vénéneux. Les effets physiologiques des remèdes ne sauraient, selon nous, être observés que dans les fonctions normales pendant l'usage de ces remèdes, et médiatement dans les effets thérapeutiques.

**) Si la membrane muqueuse de l'éstomac est déjà alterée, l'eau amère produit sans doute un effet local, et allors souvent l'éstomac ne la supporte pas toute pure; il la faut donc délayer.

dans tout le corps et que, dans le sang, elle agit sur le système capillaire ou les nerfs trophiques. Nous ne pouvons pas dire précisement de quel genre est cette influence, mais toutes les observations qu'on a faites à ce sujet, indiquent assez que ses effets immediates manifestes sont d'agir sur la circulation du sang, sur la sécrétion, la résorption et le changement de substance. *)

Ces effets varient selon la diversité de la fonction physiologique des organes, comme nous le ferons voir plus tard. Ces effets dans les divers organes doivent nécessairement produire un effet correspondante dans tout le corps, et c'est là l'origine des effets secondaires de l'eau amère, les actions indirectes sur l'organisme entier. Si, par exemple, une meilleure digestion se manifeste comme effet primaire, elle sera sans doute suivie d'une meilleure hématose et d'une meilleure nutrition comme effets secondaires.

Nous allons maintenant examiner les effets primaires de l'eau amère dans les divers organes.

L'action de l'eau amère de Friedrichshall se manifeste dans l'estomac premièrement par une augmentation d'appétit; c'est pour cela que dans les environs de Friedrichshall cette eau porte le nom *d'eau d'appétit*; et en second lieu par une amélioration de la désgestion. Dans le canal intestinal, elle se manifeste par une excrétion plus facile et plus regulière, qui, après des petites doses, continue d'être normale, après des doses plus grandes, devient molle, et après des plus fortes doses, devient séreuse.

---

*) Personne ne voudra nier qu'entre l'attouchement d'une membrane par l'eau amère et la sécrétion, la résorption, la circulation du sang &c., il doive y avoir une action mediaire, qui effectue la liberté et la regularité de la secretion, de l'absorption de la circulation du sang &c. — Cette action médiaire, que nous ne connaisons pas encore, et qui pourrait bien être un procédé de diffusion, est, à la rigueur, l'action primaire. Mais ne voulant pas pousser la distinction trop loin, je me contenterai de qualifier les actions ci-dessus mentionnées comme effets primaires.

L'action sur les organes bilieux se manifeste d'abord par la quantité de matière bilieuse renfermée dans les excréments effectués par cette eau; ensuite par ses effets thérapeutiques dans la jaunisse, le gonflement du foie etc. On peut dire avec assurance que l'eau amère de Friedrichshall facilite d'une manière toute particulière la circulation du sang dans le foie, la sécrétion et la dérivation de la bile pendant qu'elle favorise la résorption au dehors des canaux biliaires.

Les effets de cette eau sur le pancréas et sa sécrétion sont encore inconnus faute d'observations spéciales sur cet objet. Dailleurs je ne connais qu'un seul cas, que j'ai observé et publié dans la Gazette médicale trimestrielle de Prague, dans lequel j'ai cru reconnaître une inflamation du pancréas avec la cessation de sa sécrétion, et que j'ai guéri avec l'eau amère de Friedrichshall, après que les autres remèdes se fussent montrés impuissants.

Les effets sur les organes urinaires s'annocent par une augmentation modérée de sécrétion urinaire, et si, comme Mr. le docteur Strumpf le prétend, l'urine s'altère aussi, cette assertion ne vaut que pour des urines morbides. D'ailleurs l'effet thérapeutique de l'eau amère sur les organes urinaires indique clairement son effet physiologique; car la diurèse produite par cette eau était assez forte pour évacuer l'eau dans quelques cas d'hydropsie abdominale. Il y a aussi quelques cas d'albuminurie avec oedème qui ont été guéris par l'eau amère. Il est donc constaté que l'eau amère de Friedrichshall, *mutatis mutandis*, produit sur les reins tout-à-fait le même effet que sur l'estomae et les organes biliaires. Si, pour appuyer la vérité de cette assertion, on voulait aussi alléguer qu'en faisant usage de cette eau, on fait disparaître l'acide urique superflu, je me permettrais d'observer que cette altération ne procède pas des reins, mais qu'elle a une autre origine à laquelle je reviendrai plus tard.

L'effet physiologique de cette eau sur les organes de la respiration se manifeste par les faits suivants: d'abord Mr. le docteur Strumpf prétend que l'usage de l'eau amère de Friedrichshall rend à la voix couverte sa pureté et son timbre, qualité inappréciable pour les chanteurs et les cantatrices.

Elle est aussi un remede efficace contre différentes affections catarrhales, et selon le docteur Bartenstein, cette eau s'est montrée efficace contre la pinguigénésie excessive, ce qui prouve, qu'elle effectue une combustiön complète du carbone dans les poumons.

Un effet important de l'eau amère de Friedrichshall est celui qu'elle produit sur tout le système capillaire. J'ai déja observé plus haut que pendant l'usage de cette eau la quantité excessive de l'acide urique dans l'urine disparaît entièrement. Nous devons cette découverte à Mr. de Liebig, qui observa cet effet déja le troisieme jour du traitement où il vit disparaître en même temps l'acide phosphorique jusqu' à la moindre quantité. MM. Grifith, d'Alquen et Bartenstein ont fait à Londres des expériences microscopiques sur l'urine et la découverte de Mr. Liebig s'est trouvée constatée. La formation de l'acide urique a sans doute lieu dans le système capillaire, et si, selon l'opinion de Mr. Liebig, l'acide urique est le résultat d'un procédé imparfait ou insuffisant d'oxidation, on peut conclure de l'effet de l'eau amère de Friedrichshall sur l'urine, qu'elle favorise et facilite le procéde d'oxidation dans le système capillaire des poumons et de la peau. Mais en laissant l'opinion de Mr. Liedig indécise, il est toujours certain que la formation de l'acide urique tient au procédé de la mue, qu'elle ne s'effectue pas seulement dans les poumons, mais aussi dans les vaisseaux capillaires de la peau etc., et que, si elle est excessive, elle indique un dérangement dans le procédé de la mue, et que par conséquent l'eau amère de Friedrichshall qui favorise le procédé de la mue, peut être qualifié sous ce point de vue du nom de remède dépuratif. Une preuve de plus pour l'action de cette eau amère sur le systeme capillaire dans toute son étendue, c'est qu'elle rend la peau plus molle et lui donne un teint plus vife et plus frais.

Une action secondaire de l'eau amère est le sentiment agréable du bien-être, la disposition libre et gaie de l'esprit, le goût des occupations corporelles et intellectuelles, la corroboration des muscles et le sommeil doux et tranquille.

IV. Effets therapeutiques de l'eau de Friedrichshall.*)

1) Effets dans les maladies des organes et des systemes particuliers.

A) Effets thérapeutiques dans les maladies des membranes muqueuses et des glandes.

a) Maladies de l'estomac.

L'eau amère, comme nous l'avons déjà observé, améliore l'appétit et la digestion, et sous ce rapport, elle s'est montrée efficace, soit que le dérangement des fonctions de l'estomac provienne d'un péché diètétique, d'une consommation excessive de bière, d'un catarrhe stomacal, soit qu'il vienne de la faiblesse des organes digestifs émoussés par la vieillesse. C'est surtout contre les nausées causées par la consommation excessive de vin ou de bière que se manifeste l'efficacité de l'eau amère de Friedrichshall, et Mr. le docteur Strumpf recommande préférablement cette eau contre l'atonie des fonctions digestives des ivrognes; si l'indigestion est accompagnée d'éructations septiques, Mr. Strumpf conseille de couper l'eau amère avec de jus de citrons. Cependant si l'eau amère augmente l'appétit, il y a aussi des cas où elle guérit la faim canine, ainsi que Mr. le docteur Schneider, membre du conseil de santé à Fulda, nous assure de l'avoir observé.

*) Pendant l'espace de dix ans, j'ai fait des expériences et des observations nombreuses sur cette eau amère, et en alléguant les nombreuses observations des autres, c'est pour compléter le nombre des faits et d'obvier au reproche de la prévention et de l'exagération.

Du catarrhe stomacal à la gastrite chronique il n'y a qu'un pas, et il ne faut pas s'étonner, si l'eau amère de Friedrichshall se montre aussi efficace contre cette maladie. MM. Bartenstein, Dorsch à Fulda et Strumpf, ainsi que moi-même, nous l'avons èmployée avec succès dans ces cas. Mr. Strumpf cite un cas où des douleurs gastriques, causées par la glace prise pendant que la corps était échauffé, ont été guéries en peu de temps par cette eau, bien que le mal eût déja duré pendant deux ans. Un autre cas encore plus surprenant que Mr. Strumpf a observé est celui d'un jeune homme de vingt-trois ans, qui depuis dix-huit mois souffrait des douleurs gastriques très vives, de la *Soda* et des vomissement, lesquels revenaient régulièrement une heure après le repas, de sorte que la malade ne pouvait plus supporter d'autre aliments qu'un peu de lait; son estomac était tellement sensible qu'il éprouvait des douleurs en s'étendant dans son lit. Le malade fut délivré de son mal en prenant, pendant huit jours, le matin et le soir, un verre à vin rempli d'eau amère de Friedrichshall. Néanmoins je ne dois pas céler que dans deux cas que j'ai traités, et où les symtomes d'une gastrite lente étaient accompagnés de constipations, l'eau amère de Friedrichshall même coupée avec de l'eau douce à quantités égales ne put pas être supportée, et que je fus obligé d'employer le nitrate d'argent ce qui emporta le mal en très peu de temps.

Mr. Bartenstein à guéri avec cette eau quelques cas de vomissements chroniques accompagnés de dépérissement, et il assure qu'il a fait disparaître aussi pour quelque temps les vomissements si cruels du cancer de l'estomac.

b) Maladies du canal intestinal.

L'eau amère de Friedrichshall est un remède puissant contre les constipations passagères et habituelles. Employée conformement aux circonstances, elle guérit

*

les constipations habituelles non seulement pour le temps qu'on en fait usage, mais radicalement et sans aucun effet secondaire désagréable. Seulement contre les constipations causées par une asténie des muscles intestinaux l'efficacité de cette eau, employée exclusivement, sera toujours douteuse; mais on atteindra son but en joignant à l'eau amère de petites doses de *faba sancti Ignatii* ou de *nux vomica.*

Mr. Strumpf vante encore l'efficacité de l'eau amère contre les blennorrhées du canal intestinal.

c) *Maladies du pancréas.*

J'ai cité plus haut un cas d'inflammation chronique du pancréas, gueri par l'eau amère. Il y avait là tous les symptomes indiquant une affection du pancréas, savoir: le manque d'appétit, des douleurs s'étendant sur toute la poitrine et accompagnées de reserrements, le dépérissement, une disposition d'esprit très triste, le teint terreaux etc.; un seul symptôme manquait, c'était la graisse dans les selles. Tous les remèdes stomachiques restèrent sans résultat, mais l'eau amère emporte le mal en peu de temps.

d) *Maladies du foie.*

L'eau amère de Friedrichshall guérit promptement le simple jaunisse, ainsi que l'enflure du foie avec ou sans la jaunisse. Mr. Bartenstein a guéri moyennaut l'eau amère un accroissement du foie qui s'était montré à la suite du typhus et auquel s'étaient jointes l'hydropisie abdominale et l'hydropisie de poitrine. Ce même médecin a guéri encore avec l'eau amère un accroissement du foie accompagné d'hydropisie abdominale, suite d'une fièvre tierce. Mr. Pfrenger, médecin à Cobourg, a guéri également une jaunisse accompagnée d'une affection grave des membranes muqueuses de la trachée-artère, laquelle était aussi la suite d'une fievre intermittente qui avait duré pendant neuf mois. Enfin Mr. Schneider, membre du conseil médical, assure qu'il a guéri exclusivement avec l'eau de Friedrichshall trois cas de jaunisse accompagnées d'induration du foie le foie étant dur comme uue pièrre. Ce même médecin a vu aussi une femme délivrée de six concrétions biliaires de la grosseur d'un pois après avoir fait usage de l'eau amère.

e) Maladies des organes urinaires.

L'eau amère de Friedrichshall a fait sortir de quelques malades des grains calculeux et de petites pierres. Mr. Naumann, professeur de médecine à Bonn, a guéri avec cette eau amère, employée pendant cing semaines, deux malades qui souffraient de l'albuminurie accompagnée d'oedème dans les membres inférieurs. Enfin Mr. le docteur Jean Weber a guéri avec l'eau amère de Friedrichshall, le catarrhe de la vessie qui jusqu' à present a risisté, comme on sait, à tous les autres remèdes intérieurs.

f) Maladies des organes de la respiration.

Il y a un grand nombre de catarrhes pulmonaires chroniques qui ont été guéris par l'eau amère de Friedrichshall, et Mr. le professeur Naumann à Bonn a employé cette eau avec un succès brillant contre la grippe épidémique; il n'en ordonna toutes les deux heures qu'une cuillère à soupe.

B) Maladies du système vasculaire.

Selon les observations de Mr. le professeur Naumann, l'eau amère de Friedrichshall est un remède sûr contre cette irritabilité du coeur et des vaisseaux sanguins, qu'on trouve surtout dans les jeunes individus des deux genres, et le plus souvent vers le temps de leur puberté, mais encore dans un age plus avancé. Cette irritabilité est accompagnée de plusieurs circonstances qui deviennent insensiblement des maux idiopathiques.

Tantôt ce sont des maux de tête violents avec afflux du sang vers la tête, lequel ne cesse qu' à la suite d'un fort saignement du nez. Tantôt c'est un enchainement d'affections catarrhales aiguës accompagnées de battements accelérés du coeur; d'une toux séche et dont les accès se répètent comme par paroxisme, d'un mal de tête sourd dans le front, et d'une sécrétion sereuse abondante dans le nez. Tantôt c'est les battements du coeur, l'anxiété, la compression dans la région supérieure du ventre, les constipations, enfin des vidanges apres et bilieuses, causant des coliques. L'eau amère de Friedrichshall à doses médiocres, prise par intervalles, ou alternativement et melée d'eau d'amendes amère ou de vinaigre de digitale, a fait preuve, dans ces cas, de sa grande efficacité.

Cette eau est surtout bonne contre les afflux du sang vers la tête ou la poitrine. Les individus qui pour ces afflux de sang s'étaient accoutumés aux saignées, et qui par cela, ont empiré plutôt qu'amélioré leur état, ont trouvée dans cette eau un remède satisfaisant. L'usage de l'eau amère de Friedrichshall sert encore contre la plethore dout la cause est encore si incertaine. Cette eau est de plus un bon remède pour évoquer et regler la menstruation des jeunes personnes non anaemes et pour en empecher les maux accesoirs. Elle se montre surtout très efficace dans les années climatériques quand la cession des règles occasionne des afflux de sang vers divers organes et produit divers maux quelquefoi aussi dangereux que douloureux. Je ne connais de rèmedes contre ces accidents qui soit préférable à l'eau amère.

Il ne faut pourtant pas s'étonner si parfois elle reste sans résultat dans ces cas-là; je l'ai éprouvé moi-même. Mais y-a-t-il un remède qui guérisse toujours et infailliblement?

De plus, l'eau amère de Friedrichshall est aussi d'un effet très salutaire dans les pertes de sang. Mr. Bartenstein a observé deux cas de ce genre. D'abord une femme, agée de quarante ans, souffrait depuis dix ans, régulièrement au printemps de vomissements de sang avec des selles sanguinolentes. Au mois de février cette maladie était précédée de taches de sang qui couvraient tout le côté gauche de la malade. Depuis quelques années, dès que les taches de sang se montrèrent, Mr. Bartenstein fit prendre à la malade pendant quinze jours tous les matins une tasse d'eau amère de Friedrichshall, et les vomissements de sang cessèrent. L'année d'après il n'ordonna l'eau amère que lorsque les vomissements de sang purent revenus; la malade prit toutes les trois heures une cuillère à soupe d'eau amère; les vomissements cessèrent dès les premières doses, les celles sanguinolentes disparurent en peu de jours, et dans huit jours la femme fut entièrement guérie.

L'autre malade qui souffrait de vomissements de sang accompagnés d'un accroissement de la rate fut également guéri par l'eau amère prise par cuilleríes.*)

C) Maladies du système nerveux.

L'eau amère de Friedrichshall ne produisant point sur le système nerveux d'éffet physiologique direct, elle ne saurait guérir aucune maladie de nerfs idiopathique. Parcontre elle exerce une influence bénigne sur toutes ces névroses qui ont leur source dans une circulation du sang anomale, dans des congestions cérébrales, dans des maladies hypogastriques ou dans la diathèse du sang. Je ne citerai pas ici les diverses névralgies contre lesquelles l'eau amère a été d'un effet puissant; je ne m'appuyerai pas non plus sur ce que quelques observateurs l'ont employée avec succès contre plusieurs maladies convul-

*) D'après une notice dans *l'Union médicale* du 31. Août 1854, Mr. Bourgeois d'Étampes a guéri l'hématémèse avec des purgatifs salins.

sives d'enfants causées par une digestion dérangée; mais je crois devoir remarquer que dans les maladies mentales où les moyens dérivatifs ou les resolventia sont indiqués, cette eau est d'une efficacité puissante. Aussi estelle en usage dans beaucoup de maisons des alienés, entre autres à celles de Bamberg, de Bendorf, d'Erlangen, de Halle, d'Hildburghausen, de Stadtbuge, de Sachsenberg; et Mr. Erlenmayer, proprietaire et directeur d'une maison de santé à Bendorf près de Coblence declare cette eau preferable à toutes les eaux minérales pour son efficacité dans les cas analogues. Outre cela je dois encore observer que d'après le témoignage de Mr. Damerow à Halle et de Mr. Harnisch à Hildburghausen, les mêmes doses d'eau amère de Friedrichshall suffisant aux aliénés comme aux autres malades, tandis que d'autres remèdes, comme on sait, doivent être donnés aux aliénes à des doses plus fortes.

2) *Effets thérapeutiques dans les maladies constitutionelles et les dyscrasies.*

Dans toutes les maladies aiguës ou fièvreuses, où les purgatifs les dérivatifs réfrigérents et les résolvants sont indiqués, l'eau amère de Friedrichshall mérite une recommandation particulière, parce que prise même à des doses relativement très petites, elle produit les effets désirés. On l'emploie avec succès contre l'erysipèle non seulement comme purgatif rafraichissant, mais aussi à cause de son influence particulière sur le foie. Donnée à petites doses dans la fièvre scarlatine, la rougeole et les varioles, elle ne sera non seulement pas nuisible; mais elle favorissera l'effet des autres remèdes. Jusqu'à présent il ne m'est pas encore possible d'appuyer par des observations satisfaisantes mon opinion sur la reaction de cette eau contre les affections des reins dans la fièvre scarlatine, et des poumons dans la rougeole; pour cela il faudrait pouvoir alléguer un grand nombre de faits. Mais quel est l'effet de cette eau dans le typhus abdominal? Cette question mérite une attention particulière. En France, suivant MM. Bretonneau et Delaroque, on emploie souvent alternativement l'eau amère de Saidschitz avec le tartre émétique contre le typhus abdominal avec assez de succès, car suivsnt les régistres stastistques cette methode curative ne présente qu'un mort sur huit individus guéris, tandisque tous les autres remèdes indiqués en Allemagne et en France contre le typhus abdominal eurent des résultats beaucoup moins satisfaisants. Mr. Schönfeld, médecin à Charleroi, en Belgique, a aussi employé l'eau amère de Friedrichshall contre le typhus abdominal et il assure qu'il en a obtenu non seulement des succès satisfaisants, mais qu'il a abrégé avec cette eau la durée de la maladie qui s'était annoncée par des symptomes alarmants.

Enfin je me permettrai de parler aussi du choléra-morbus. Après que MM. Stevens et Aran ont employé avec succès le sel de cuisine comme potion et dans les lavements contre les formes les plus violentes du choléra-morbus; et après que Jules Guyot, Lauzer, Bourgeois d'Étampes ont trouvé le sulfate de soude et l'eau de Sedlitz, et Goblier le citrate de magnésie, si efficace contre le stadium phlegmarrhoique du choléra-morbus et même dans le choléra entièrement développé, il n'est pas douteux que l'eau amère de Friedrichshall si riche en chlorure de sodium, en sulfate de soude, en magnésie, donnée à petits doses souvent réiterés, doive être très efficace tant que la résorption ne sera pas tout-à-fait arrêtée. Mais faute d'obsorvations positives sur ce sujet, je me contenterai de l'avoir indiqué.

Parmi les maladies chroniques ce sont surtout les hémorrhoides qui cèdent à l'action salutaire de l'eau amère de Friedrichshall. J'ai observé moi-même beaucoup de cas où des individus, entièrement déchus de corps et d'esprit ont recouvré en peu de temps moyennant cette eau salutaire leurs forces physiques et morales, et qui dans la jouissance de leur bien être et dans la sérénité de leur âme goûtaient le plaisir d'une existence rajeunie. Ces cas sont d'ailleurs trop fréquents pour avoir besoin d'être examinés de plus près. L'eau amère écarte le dérangement des organes sécrétoires du bas ventre et du système de la veine-porte; elle annulle les effets indirects, de ces maladies abdominales et améliore la digestion et la nutrition.

Les effets de cette eau sont par fois encore plus sursprenants, lorsque la maladie hémorrhoidale occasionne des congestions plus fortes dans l'un ou l'autre organe, et je ne puis m'empêcher d'en citer quelques exemples. Mr. Schneider, membre du conseil de santé à Fulda, dit en parlant de lui-même, qu'à cause de ses hémorrhoïdes et de sa pléthore sanguine, accompagnées de fortes congestions dans la tête et la poitrine, il a été obligé tous les ans à se faire saigner plusieurs fois et de mettre des sang-sues derrière les oreilles et sur les tumeurs hémorrhoïdales; mais que dépuis qu'il fait usage de l'eau amère de Friedrichshall, il peut se passer de saignées. Mr. Dotzauer, membre du conseil de santé à Baireuth, a guéri en quàtre semaines avec l'eau amère de Friedrichshall un homme de 38 ans qui par suite de sa pléthore sanguine et de son hemostasie ou stagnation du sang dans le bas ventre souffrait du dérangement de la circulation du sang, d'étourtissements, de maux de tête, de compressions dans la poitrine, d'un pouls irrégulier et souvent interrompu, et qui entre autres remèdes avait aussi fait usage de l'eau de Kissingen sans en obtenir de résultat. L'usage de l'eau amère amene une fluxion hémorrhoïdale modérée, et les symptômes ci-dessus nommés disparurent sans retour.

Un employé, âgé de 48 ans, qui ne s'était jamais livré à aucune espèce de débauche, qui vivait heureux avec sou épouse avec laquelle il avait engendré des enfants, sains et bien faits, eût, sans qu'il put en deviner la cause, des émissions de sperme nocturnes, suivies chaque fois de fortes congestions cérébrales, de sorte que lui, ainsi que sa femme allarmée, craignirent une hémorragie cérébrale, d'autant plus que le visage du malade était extêmement rouge, meme livide, sa tête chaude et son esprit dépriné. Plusieurs médecins avaient déjà employé contre ce mal divers remèdes qui tous restèrent sans resultat, même le fameux instrument, dont les feuilles publiques ont tant prône l'utilité, et dont, pour l'honneur de notre science, il n'est guère fait mention dans les journaux de médecine. Je présumai des congestions hemorrhoïdales vers le col de la vessie; j'ordonnai de l'eau amère de Friedrichshall, et dans peu de jours le malade était guéri.

A côté de la maladie hemorrhoïdale vient se ranger la goutte qui lui est apparentée. Dans la goutte, du moins dans ses commencements, le sang abonde en acide urique. Mais comme l'eau amère de Friedrichshall, ainsi que nous avons vu plus haut, chasse vite l'acide urique superflu de l'urine et par consequent aussi du sang, il est donc clair qu'elle supprime la source de la formation pathologique de l'acide urique, et de la on peut connaître d'avance, que l'eau amère de Friedrichshall sera un remede puissant contre la forme sthenique de la goutte (arthritis validorum), et en effet l'observation a constaté la verite de cette conclusion: MM. les docteurs Winterich et Wohlherr à Erlangen ont gueri radicalement la goutte par cette eau.

Selon l'assertion de M. Bartenstein l'eau amère de Friedrichshall doit aussi être efficace contre les scrofules ce qui s'explique par le bromure de magnésium qu'elle contient. Cependant je n'ai pas les faits necessaires pour constater cette propriété de l'eau amère.

Parmi les divers empoisonnements, c'est la colique de plomb contre la quelle l'eau amère est d'un efficacité constatée. Elle agit ici non seulement comme moyen relâchant, mais aussi comme réactif chymique, ence que l'acide sulfurique contenu dans le sulfate de magnésie se lie à l'oxide de plomb qui se trouve dans le corps, et le change en un sel insoluble.

3) L'eau amère de Friedrichshall comme adminicule ou comme moyen préparatoire à d'autres eaux minérales.

Dans la plupart des bains d'eaux minérales de l'Allemagne, comme dans ceux d'Aix-la-Chapelle, de Burtscheid, de Bade (dans le grand-duché de ce nom), de Bade (en Suisse), de Bade (près de Vienne), de Gastein, de Teplitz, de Warmbrunn, de Wiesbade, de Wildbad, et dans presque tous les bains de mer depuis Swinemunde jusqu' à Ostende, l'eau amère de Friedrichshall sert comme adminicule. Dans ces bains on ordonne cette eau amère dans le but de faire disparaître tous ces symptomes contre lesquels l'eau du bain serait impuissante. Il n'en est pas de même des eaux acidules ferrugineuses: plusieurs de ces eaux, comme celle du Ragozy à Kissingen, celle de l'Elisabethen-Brunnen à Homburg, ne peuvent être supportées par bien des personnes à cause de leur contenu ferrugineux, ce qui, au lieu d'évacuations, occasionne des constipations et de fortes congestions cérébrales et pulmonaires. Si, deux ou trois jours avant de faire usage de l'eau minérale du bain, ces malades prennent journellement un demi verre d'eau amère de Friedrichshall, l'action sur le canal intestinal est préparée, et les malades supportent alors très bien l'eau ferrugineuse.

V. Manière de faire usage de l'eau de Friedrichshall.

L'eau de Friedrichshall, ainsi que toutes les eaux amères, ne fut ordonnée par la plupart des medécins qu'en grandes doses ou comme laxatif. Cependant cette méthode ne permet qu'un emploi très borné de cette eau, car la manière d'en faire usage doit se régler sur le but qu'on veut atteindre. Si nous avons en vue décarter sur le champ une constipation, ou s'il s'agit de faire cesser le plus tôt possible de dangereuses congestions cérébrales ou pulmonaires; ou bien, si, dans des maladies fièvreuses, nous voulons modérer l'irritation du système vasculaire par des évacuations proportionnées, ou si nous avous le dessein d'attaquer avec l'eau amère la maladie fiévreuse elle-même, comme par exemple, le typhus abdominal ou l'érysipèle, on fera bien sans doute d'ordonner l'eau amère en grandes doses, c'est-à-dire de 8 à 16 onces par jours, mais partagées en parties égales, jusqu' à ce qu'on obtienne les évacuations voulues; soit que le but principal soit atteint, soit que l'on continue de faire prendre ces doses encore pendant quelques jours, soit enfin que la voie étant une fois frayée, nous continuions l'usage de l'eau à petites doses. Au contraire dans toutes les maladies chroniques, oû il s'agit d'exciter les fonctions des organes, de facaliter la sécrétion et l'absorption, de favoriser les excrétions, d'écarter les congestions, de résoudre les accroissements, c'est alors qu'il faut considérer la maxime: „Gutta cavat lapidem non vi sed saepe cadendo," et conformement à cette vérite, l'eau amère ne doit être ordonnée qu'en petites doses souvent réitérées pendant un certain temps. Un demi verre à vin d'eau amère pris le matin et le soir est la dose ordinaire pour le commencement de la cure; on peut même commencer avec des doses encore moindres et la prendre par cuillères à soupe toutes les deux ou trois heures. Des que l'action de l'eau amère sur le canal intestinal se manifeste, il faut régler les doses de manière qu'il s'en suive une ou tout au plus deux selles molles par jour. Les selles séreuses doivent etre évitées. Dans beaucoup de cas l'usage immodéré de l'eau amère ne ferait qu' affaiblir l'organisme sans accélérer la guérison. Même dans les hydropisies qui sont la suite de l'accroissement de la rate ou du foie, les petites doses sont préférables aux doses laxatives, en ce qu'elles agissent plutôt diurétiquement et qu'elles raniment l'organisme plutôt que de le déprimer. Dans les hemorrhagies de l'estomac et dans les hemorrhagies intestinales, ainsique dans les vomissements chroniques opiniâtres, l'eau amère ne fut ordonnée que par cuillerées, mais répétées plusieurs fois par jour, et le succès a justifié cette méthode. Un autre avantage des petites doses c'est que les malades font moins de difficultés à prendre l'eau amère, et d'avoir un remède à bon marché; car prise de cette manière, l'eau amère est le remède le moins coûteux qu'on puisse trouver.

La plupart des malades supportent très bien l'eau amère de Friedrichshall; cependant dans quelques cas d'irritation stomacale les malades ne s'en trouvent pas bien. Dans ces cas-là j'ai mêlée cette eau avec de l'eau de fontaine à parties égales, et j'ai obtenu un résultat satisfaisant. Seulement dans deux cas d'inflammation chronique des membranes muqueuses de l'estomae, je fus obligé de remettre l'usage de l'eau amère jusqu' à ce que j'eus écarté l'irritation vasculaire de l'estomae avec le nitrate d'argent. Quand je mandais à mon ami Bartenstein cette manière d'employer l'eau amère et ses effets, il m'écrivit qu'avec l'eau de la seconde source, plus faible que la première et à peu près égale à mon eau amère délayée, trois individus qui souffraient depuis quelque temps de vomissements chroniques avec des symptômes de la tabes, et qui avaient été abandonnés par les médecins, ont été entièrement guéris.

J'ai aussi ordonné dans quelques cas un verre à vin d'eau amère délayée avec un litre d'eau de fontaine que j'ai fait prendre pendant la journée comme boisson ordinaire. Cette eau ainsi délayée n'a pas mauvais goût, son action est peut-être encore plus énergique que celle de l'eau amère pure, parce que l'organisme reste continuellement sous l'influence de l'eau. De plus cette eau amère délayée a aussi l'avantage d'éteindre la soif plus facilement que l'eau de fontaine pure. Si pourtant il m'est permis de tirer une conséquence d'une observation que j'ai faite sur moi-même, les malades éprouvent bientôt un dégoût contre ce mélange, tandis que les autres manières d'employer l'eau amère n'ont pas ce défaut.

On peut faire usage de l'eau amère dans toutes les saisons, dans tous lieux, et sous tous les rapports de la vie ; elle ne demande pas de régime particulier ni les promenades ou l'exercice en plein air ; et si le malade évite de surcharger l'estomac et de manger de ces mets qui sont indigestes par eux-mêmes ou qui ne conviennent pas à son estomac, il a rempli les conditions diététiques de la cure, et il n'a pas besoin de rejeter tel ou tel mets comme incompatible avec l'eau amère : il suffit que ce mets convienne à son estomac. Quant à l'exercice en plein air, c'est un besoin pour tout homme qui veut conserver ou recouvrer sa santé ; mais il n'est pas nécessaire que le malade qui fait usage de l'eau amère, fasse pour cela des promenades matinales, comme par exemple l'eau du Ragozy, celle d'Elizabethen-Brunnen et toutes les eaux ferrugineuses l'exigent. Le malade peut donc faire usage de l'eau amère sans dévier en rien, pendant la cure, de sa manière raisonnable de vivre.

sans abandonner ses occupations ordinaires, sans racheter sa guérison par un sacrifice quelconque.

EAUX TRANSPORTÉES.

Les Eaux de FRIEDRICHSALL sont expédiées avec les plus grands soins.

Le Prix du cruchon est de 1 f. 50 c.

DÉPOT UNIQUE, A PARIS, CHEZ M. d'ESEBECK,

Ancienne Maison GUITEL, rue J.-J.-Rousseau, 12.

P. S. Prière à M. le Docteur de vouloir bien, afin d'éviter les erreurs qui se renouvellent chaque jour, indiquer très exactement sur ses ordonnances le **numéro** de la maison de notre dépositaire.

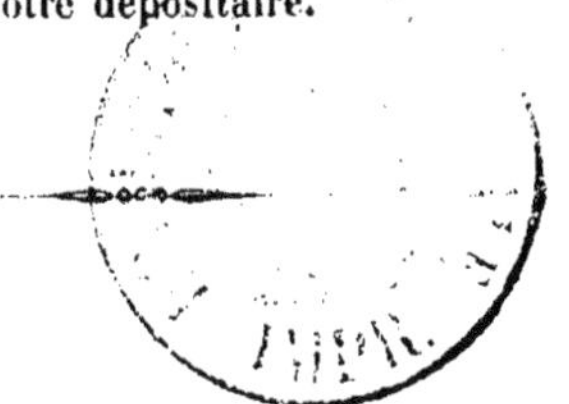

www.ingramcontent.com/pod-product-compliance
Ingram Content Group UK Ltd.
Pitfield, Milton Keynes, MK11 3LW, UK
UKHW020518180726
13839UKWH00005B/2166